CONGXIAO
JIANG
WEISHENG

从小
讲卫生

○ 编　著／朱　虹
○ 整体设计／缪　惟

U0278180

中国少年儿童新闻出版总社
中国少年儿童出版社
北　京

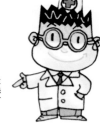

图书在版编目（CIP）数据

从小讲卫生 / 朱虹编著 . -- 北京：中国少年儿童
出版社，2020.4

ISBN 978-7-5148-6070-2

Ⅰ . ①从… Ⅱ . ①朱… Ⅲ . ①生活－卫生习惯－少儿
读物 Ⅳ . ① R163-49

中国版本图书馆 CIP 数据核字 (2020) 第 057257 号

CONG XIAO JIANG WEI SHENG

出 版 发 行：中国少年儿童新闻出版总社
　　　　　　　中国少年儿童出版社

出 版 人：孙　柱
执行出版人：郝向宏

编　　著：朱　虹	责任校对：刘文芳
整体设计：缪　惟	责任印务：厉　静
责任编辑：李　橦	

社　　址：北京市朝阳区建国门外大街丙 12 号	邮政编码：100022
编 辑 部：010-57526267	总 编 室：010-57526070
发 行 部：010-57526568	官方网址：www.ccppg.cn

印刷：北京博海升彩色印刷有限公司

开本：787mm×1092mm　　1/32	印张：1
版次：2020 年 4 月第 1 版	2020 年 4 月北京第 1 次印刷
字数：20 千字	印数：1-80000 册

ISBN 978-7-5148-6070-2

图书出版质量投诉电话 010-57526069，电子邮箱：cbzlts@ccppg.com.cn

目录 CONTENTS

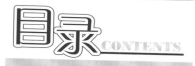

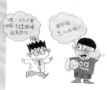

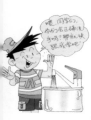

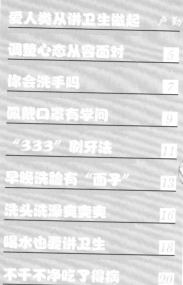

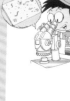

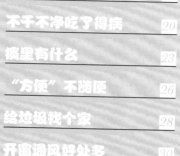

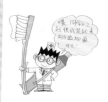

爱人类从讲卫生做起

◎卢 勤

如果我问你："你讲卫生吗？"

你一定会不高兴地说："谁不讲卫生啊！"

"那你又是怎样做的呢？"

在众多的答案中，最令我感动的是"手拉手地球村"活动中一个11岁男孩子的回答。他说："管住我的口，不随地吐痰；管住我的手，不乱扔垃圾；管住我的脚，不践踏花草。"

简简单单的"三管住"，看出这个男孩子真正悟出了讲卫生的重要性。他知道，讲卫生就是爱人类；管住自己，就保护了人类共同生存的环境。

在抗击"新型冠状病毒"的斗争中，越来越多的人逐渐认识到：讲卫生不再是个人小事，而是关系到人类命运的大事。爱人类就要从讲卫生做起。

一个时刻关注人类命运的孩子，决不会随地吐痰、随地大小便、乱扔垃圾。因为他知道，这样做会污染环境，传播疾病，危害他人。

一个视人类命运为重任的孩子，一定会经常洗手、洗脸、洗澡，保持个人卫生。因为他知道，讲卫生就是爱人类。

翻开这本小书，你可以学习许多讲卫生的知识。如果你能像那个男孩子一样，从自己做起，同时又能把这些知识告诉给其他小伙伴、父母亲友、街坊邻居，那你就为人类尽了一份力！

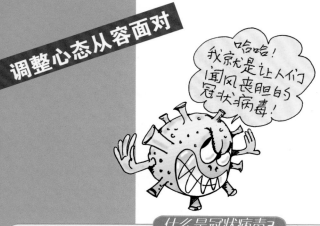

调整心态从容面对

哈哈！我就是让人们闻风丧胆的冠状病毒！

什么是冠状病毒？

嘿嘿嘿，瞧这里，瞧这里，这就是我——圆滚滚的身体上长着棘突，看着就像王冠一样，所以人们形象地把我叫作冠状病毒。和我的表兄弟球状病毒、杆状病毒和蝌蚪状病毒一样，我们都是能让人生病，甚至丢掉小命的大魔王！

什么，你问我们为什么要害人？

因为我要生存，要繁殖啊！别看我一开始只是寄宿在蝙蝠啊什么的身上，其实我可是一直偷偷盯着呢，只要你们人类捕食野生动物，还不讲个人卫生，嘿嘿，那我就有机会了！

被我"触摸"过的人，会出现程度不同的症状，有的只是轻微咳嗽，有的会发烧发热，还有的会发展成肺炎，更有少数人会严重得丢掉性命。

你问我怕谁？

笑话，咱天生强悍，不惧抗生素，对我用药就像喂零食……（小声嘀咕）不过，毒高一尺，药高一丈，听说人类已经研制出了有效的疫苗，而且很多小朋友都开始讲卫生了。看来，我的好日子不长了！呜呜呜！

☆坚实在于锻炼，锻炼在于自觉。——毛泽东

从小讲卫生

科学防控有方法：

冠状病毒的传播途径主要是通过呼吸道飞沫和接触传播，那么，面对疫情来袭，我们需要做到的就是"管好我的嘴，管住我的手"。

☆ 正确佩戴口罩。

☆ 不随地吐痰、擤鼻涕。

☆ 勤洗手，会洗手。

☆ 不抠鼻子不揉眼。

☆ 不串门、不扎堆凑热闹。

☆ 科学开窗保持房间通风换气。

关键还要调整好心态！

面对疫情，及时调整心态很重要。

最重要的一点是，大家要保持科学的态度和眼光，正确认识疫病知识，正确掌握防控方法，正确了解疫情信息。不恐慌，不信谣，不传谣。

如果疫情严重，大家必须在家学习，不妨做到以下几点：

☆ 按时作息，不熬夜，不睡懒觉。

☆ 按照学校要求，认真完成每天的自学任务。

☆ 合理利用居家环境锻炼身体。

☆ 通过广播电视和官方网络平台了解时事新闻。

☆ 学习之余读一些有益的书籍，或画画、练习毛笔字。

☆ 通过网络和老师、同学交流沟通。

☆ 做爸爸妈妈的生活小助手，做称职的家庭卫生宣传员和监督员。

☆健康不是身体状况，而是精神状况的问题。——爱迪生

你会洗手吗

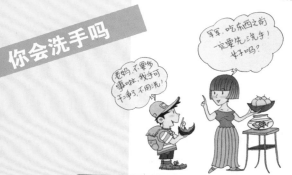

手真的干净吗?

用手指在玻璃片上轻按一下,然后放到显微镜下观察,你就会发现:手指按过的地方,竟密密麻麻地布满了各种各样的细菌和微生物!

科学家曾经做过调查:在一双没有洗过的手上,居然携带着40万个人类肉眼看不到的细菌;在每100人中,就有近50人手上带着致病的细菌!

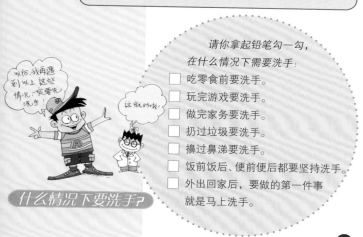

请你拿起铅笔勾一勾,
在什么情况下需要洗手:

☐ 吃零食前要洗手。
☐ 玩完游戏要洗手。
☐ 做完家务要洗手。
☐ 扔过垃圾要洗手。
☐ 擤过鼻涕要洗手。
☐ 饭前饭后、便前便后都要坚持洗手。
☐ 外出回家后,要做的第一件事
　　就是马上洗手。

什么情况下要洗手?

☆疾病有成千上万种,但健康只有一种。——柏拉图

从小讲卫生

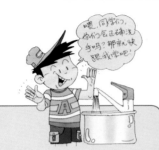

怎样正确地洗手？

☆ 要使用流动水洗手；

☆ 先把双手全部浸湿；

☆ 涂上肥皂反复搓搓，直到搓出肥皂沫儿；

☆ 认真揉搓双手，做到：合拢双手搓掌心，交换掌心搓手背，十指交叉搓指缝，攥住拇指转圈揉，每个指甲都剔净，虎口手腕全搓到；

☆ 整个揉搓时间不应少于 30 秒，然后才能放水冲洗干净；

☆ 冲洗时，要让双手手指指尖向下，使肥皂沫儿顺水流走；

☆ 平时每次洗手，都应该按照上面的步骤做 1 遍～2 遍。如果手特别脏，那就应该清洗 2 遍～3 遍；

☆ 双手彻底洗干净后，要用干净的毛巾或纸巾擦干，也可以使用干手机将双手吹干（擦手毛巾千万不能大家共用）；

☆ 洗完手后，应该用擦手毛巾裹住水管开关、或泼水将开关冲洗干净后，再关闭。

数一数

认真学会正确的洗手方法，再请你完成一个小任务：选择一个小伙伴、一位长辈，教会他们正确地洗手。

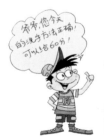

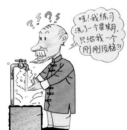

☆有规律的生活原是健康和长寿的秘诀。——巴尔扎克

佩戴口罩有学问

口罩怎么选?

☆ 口罩一定要通过正规渠道购买。

☆ 仔细观察口罩的外包装，如果发现密封包装有破损，坚决另选一个。

☆ 常见的口罩分为普通医用口罩和医用外科口罩。

☆ 医用外科口罩外面是蓝色的，所以佩戴的时候应选择蓝色面冲外。

☆ 普通医用口罩内外面都是白色的，所以佩戴的时候更要注意区分。

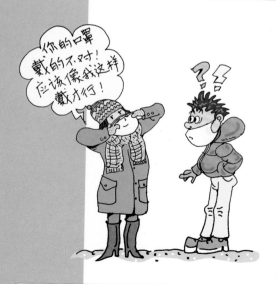

9

☆精神不运则愚，血脉不运则病。——陆九渊

你会正确地佩戴口罩吗?

☆ 洗：佩戴口罩之前，必须先将双手清洗干净，避免不干净的手污染口罩内面。

☆ 挂：双手捏住口罩两侧的细带，将口罩平贴在脸部口鼻上，然后将两侧的细带挂在耳朵上（或系在脑后）。

☆ 拉：双手分别向上下方向将口罩的皱褶部分拉开，使口罩能够完全覆盖鼻梁到下巴的范围。

☆ 压：最后用双手的食指压紧鼻梁两侧口罩上的金属条，帮助口罩能够紧贴面部，更好地发挥防护作用。

口罩使用须知:

☆ 口罩一经使用后，千万不可用手接触口罩外面！

☆ 口罩的通常佩戴时间不建议超过 4 小时，没有接触疑似或者确诊患者、没有明显污损和液体浸润，可适当延长佩戴时间，但不能超过 24 小时。

☆ 口罩使用完毕千万不能随意丢弃，应当作为医疗垃圾或有毒垃圾对待处理，杜绝二次污染。

☆起居以时，饮食以节，则身利而寿命长。——管仲

"333" 刷牙法

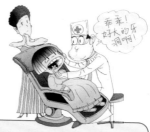

牙齿上有什么?

在牙齿的表面,有一层薄薄的、黏黏糊糊的无色薄膜,叫作牙菌斑。大家可别小看它哦,一点点牙菌斑中,就会携带大量的细菌和其他微生物,会产生酸和很多有害的物质,破坏我们整洁的牙齿。

而且,在牙齿的缝隙里,还会藏着少量的食物残渣。如果不及时清除,就会造成细菌的快速繁殖,危害我们的牙齿健康。

所以,我们每天都必须坚持刷牙,好好保护我们的牙齿!

"333" 刷牙法:

这是世界卫生组织向我们推荐的最佳刷牙方法:

☆ 每天早晨起床后、午饭后、晚上睡觉前坚持刷牙3次;

☆ 每次刷牙3分钟;

☆ 每3个月更换一支新牙刷。

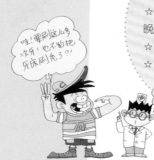

☆愉快的笑声,这是精神健康的可靠标记。——郭沫若

从小讲卫生

怎样正确地刷牙?

☆ 每一颗牙齿都必须认真刷到。

☆ 首先刷牙齿的外侧面。刷上排牙齿时，应该从上向下刷；刷下排牙齿时，就应该从下向上刷；千万不能横向刷。

☆ 然后刷牙齿的内侧面。做法和前面的要求一样，只是有点儿难度，所以要学会灵活地运用牙刷的刷头。

☆ 最后刷牙齿的咬合面。这是我们咀嚼食物的地方，也是容易发生龋齿的部位，一般可以选择平行的方向来回刷。

怎样选择刷牙用品?

☆ 最好选用毛束较少、软硬适中、刷头也小的保健牙刷。

☆ 也可以选用合适的儿童牙刷。挑选时应注意：牙刷大小要合适；刷毛要少而不密；刷毛毛尖要整齐。

☆ 牙刷选好后，要和漱口杯一起放到干燥、卫生的地方。

☆ 刷牙用具千万不能和他人共用。

☆ 还应该经常更换使用不同品种的牙膏。

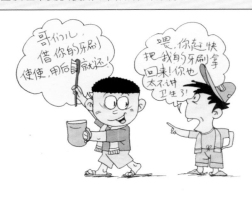

对照书上讲的，在镜子前做一做，看看自己刷牙的方法正确吗?

☆应当在体育活动中把体质锻炼得更坚强。——高尔基

早晚洗脸有"面子"

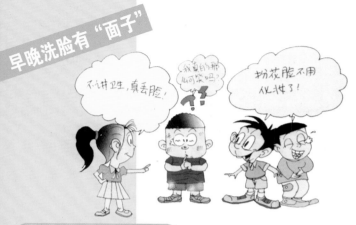

洗脸才能有"面子"！

　　☆ 脏兮兮的脸蛋儿只会吓跑伙伴，清洁的仪表才有好人缘。

　　☆ 洗脸能够使我们看上去更精神。

　　☆ 洗脸能够保护我们的皮肤，赶走疾病。

　　☆ 睡前坚持洗脸，还能使我们心情放松、身心舒适，让我们睡得更加甜美。

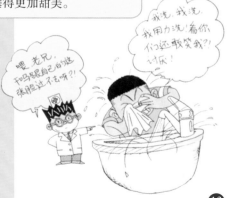

☆外貌美好不如身体健康。——伊索

怎样做好洗脸的准备?

☆ 最好选用流动水洗脸。

☆ 洗脸盆和毛巾一定要专人专用,不与他人共用。

☆ 选择适合自己皮肤的香皂或洗面奶。

☆ 毛巾用过后,应该挂在太阳下晾晒,利用阳光中的紫外线杀死病菌,让毛巾变得清洁、干燥,为下次洗脸做好准备。

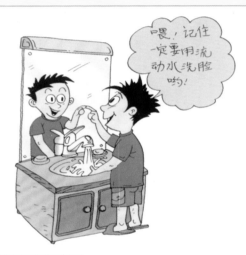

喂!记住一定要用流动水洗脸哟!

怎样正确地洗脸?

☆ 先用清水清洗眼睛。

☆ 然后使用香皂或洗面奶,认真揉搓、洗净嘴唇四周。

☆ 再使用香皂或洗面奶,认真揉洗鼻子表面;同时,还要记得使用毛巾、纸巾或卫生棉签,把鼻孔里的脏东西掏洗干净。

☆ 最后清洗额头、两腮、耳朵和脖子。耳朵眼儿和耳朵后面也要认真洗到,不留卫生"死角"。

☆健康使人快乐,快乐使人健康。——爱默生

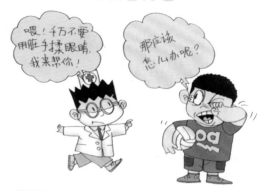

眼睛里进了脏东西怎么办？

☆ 千万不要用手揉。这样做不但起不到作用，还可能伤到眼睛里的血管；万一把细菌揉进眼里，就会造成眼睛红肿、发炎。

☆ 应该用清洁的流动水进行冲洗。

☆ 最好尽快去医院或卫生所，请有经验的医护人员帮助解决。

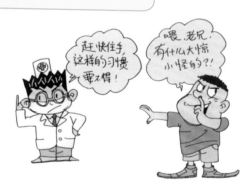

除了揉眼睛、抠鼻子外，请你也说一说，在我们的日常生活中，还有哪些不卫生的"习惯动作"？它们的害处是什么？

☆健康是人生的第一财富。——爱默生

从小讲卫生

洗头洗澡爽爽爽

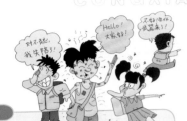

怎样正确地洗头洗澡?

☆ 选择适合自己发质的洗发液。

☆ 选择适合自己皮肤的香皂或沐浴露。

☆ 要坚持使用热水洗头、洗澡。

☆ 洗头时，要轻揉慢按，不要用力抓挠，避免伤害头皮。

☆ 洗澡时，要洗净全身每一个部位，不留卫生"死角"。

☆ 要学会正确使用热水器，同时让房间保持通风，防止煤气中毒。

☆ 每次洗澡后，都要换上干净的衣服；脏衣服也要及时清洗干净，挂在太阳下晾晒。

☆ 坚持每星期洗头、洗澡 1 次 ~ 2 次。

☆ 还应该注意，头发长了，要及时剪短。

怎样正确地清洗屁股?

☆ 先要准备好专用的毛巾和脸盆。

☆ 要使用洁净的温水清洗，不要使用洗过脚的脏水。

☆ 男孩子一定要先洗"小鸡鸡"，再洗屁股。

☆ 女孩子必须牢牢记住：要从前向后清洗、擦拭。先洗阴部，擦干；再洗屁股，擦干。

☆ 洗完后，还要注意更换内裤。一般情况下，两天更换一次；有条件的话，最好做到每天更换。

☆ 换下来的内裤要及时清洗，还要挂到太阳下晾晒，利用紫外线进行消毒。

☆人应当头脑清楚，道德纯洁，身体干净。——契诃夫

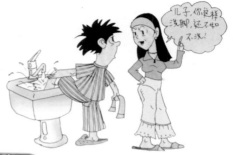

怎样正确地洗脚？

☆ 要事先准备好专用的洗脚盆和擦脚毛巾。

☆ 最好使用热水烫洗双脚，加速血液循环，消除疲劳。

☆ 洗完脚后，还要注意认真检查，发现指甲长了，要及时修剪。

☆ 脱下的脏袜子，也要及时清洗干净，挂在有阳光的地方晾晒。

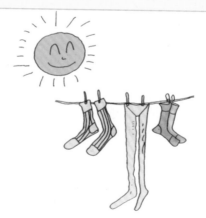

写一写

请你给农村的"手拉手"小伙伴写一封信，谈谈自己对讲卫生的认识，并教给他（她）正确的洗澡常识。

⑰

☆健康是智慧的条件，是愉快的标志。——爱默生

喝水也要讲卫生

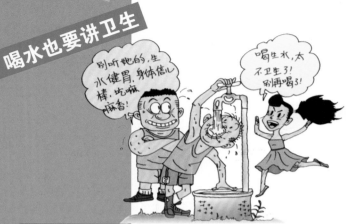

喝水应该注意：

☆ 在家里，暖瓶、水杯要经常清洗和消毒，最好做到水杯专人专用。

☆ 上学时，应该带好专用的水杯（水碗）。水杯（水碗）最好装进干净的布袋里携带；水杯（水碗）、布袋要经常清洗和消毒。

☆ 同学之间最好不要随便借用喝水用具。

☆ 必须喝温开水或凉开水。因为水烧开后，可以有效地杀死里面的病菌。

☆ 严格禁止喝生水，杜绝传染性疾病的传播。

☆ 剧烈运动后，或是刚从炎热的外面回到家中，不要马上喝冰箱里的冷饮。

☆ 不喝含咖啡因的饮料。

☆ 不喝含酒精的饮料。

☆ 不喝功能性饮料。

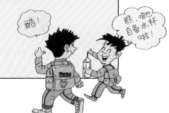

☆穿得暖，吃得少，喝得精，这样就可长寿。——弗洛里奥

小医生告诉你：

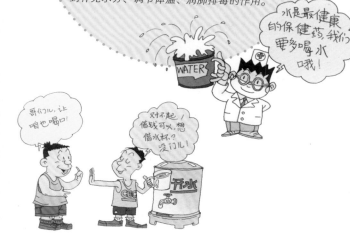

☆ 每天早晨起床后，最好空腹喝下一杯温开水，有助于排毒和清除体内垃圾。

☆ 饭前不要大量喝水，以免增加胃的负担。

☆ 课间休息时，要少量地补充一些水分。

☆ 相对来说，夏天要多喝一些水。

☆ 做完剧烈运动之后，由于出汗较多，也要多喝一些水。

☆ 生病时，要尽可能多地喝开水，可以起到补充水分、调节体温、润肺排毒的作用。

和课外小组的小伙伴们一起，取来开水、自来水、河水和污水，并在老师的指导下，用显微镜进行观察、比较。

☆健康和聪明是人生的两大幸福要素。——米南德

从小讲卫生

不干不净吃了得病

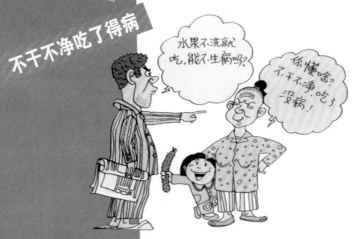

病菌"旅行记"：

☆ "尖脑袋"是个令人讨厌的大肠杆菌，就生活在这根黄瓜上。

☆ 由于奶奶的错误做法，它顺利地跑进了芳芳的嘴里，并且溜过食道和胃，一直钻到芳芳的肠道里。

☆ 在这里，它一个变两个，两个变四个……很快变成无数个"尖脑袋"。

☆ 少数"尖脑袋"贼溜溜地钻到芳芳的腹膜里、胆囊里、膀胱里，偷偷摸摸地搞破坏。

☆ 大多数"尖脑袋"就住在了芳芳的肠道里。

☆ 有些"尖脑袋"随着粪便跑出了芳芳的身体。但是，它们中的一些家伙仍不死心，还在找机会偷偷爬到芳芳的手上，梦想重新"旅行"一次。

☆ 而另外一些"尖脑袋"就藏在粪便里，作为肥料溜到其他的水果、蔬菜上，偷偷坏笑着，等待着下一个不讲卫生的孩子……

☆忽略健康的人，就等于在与自己的生命开玩笑。——陶行知

苍蝇、蚊虫杀杀杀!

☆ 苍蝇、蚊虫身上携带着大量的病菌，能够传播各种疾病。

☆ 不要吃苍蝇叮、爬过的食物。

☆ 发现苍蝇、蚊虫要及时杀灭。

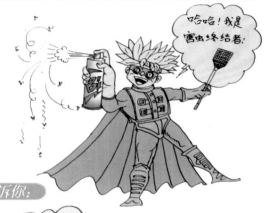

哈哈！我是害虫终结者!

小医生告诉你：

喂！这些东西要经常清洗、消毒！

☆ 家里的餐具(碗、盘、筷子等)和炊具(锅、铲等)，要经常清洗、消毒。

☆ 生吃的瓜果和蔬菜，要认真浸泡，彻底洗净残留在上面的农药和病菌。

☆ 吃饭时尽量不要讲话，防止飞沫传播。

21

☆吃要有所节制，饮须适可而止。——富兰克林

从小讲卫生

☆ 吃饭时，最好能够做到分餐。

☆ 饭菜必须加热后才能食用，坚决不吃冷饭，不吃汤泡饭。

☆ 要认真查看食品的保质期，过期、变味、变质、发霉的食品坚决不吃。

☆ 不明原因死去的鸡、鸭、猪、牛、羊、鱼等动物，坚决不吃。

☆ 少吃油炸、烟熏制成的食品，最好不吃。

☆ 冷饮一次不要吃得太多。

☆ 不吃街头小贩出售的不卫生食物。

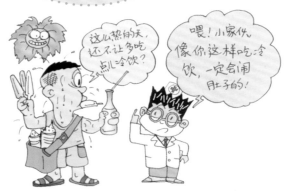

　　邀几个要好的小伙伴（或是班里活动小组的成员），排演一出小话剧，批评批评同学当中吃东西不讲卫生的坏习惯。最好能在全班同学面前表演一下，引起大家的思考和讨论。

☆羸弱的身体也削弱了心灵。——卢梭

痰里有什么

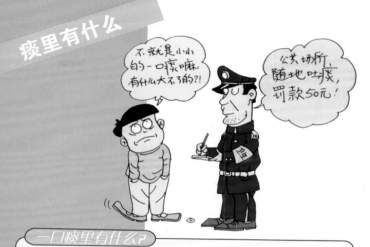

一口痰里有什么？

☆ 我们可千万不能小看这一口痰，它简直就是一个细菌的王国！

☆ 卫生专家告诉我们：痰是呼吸道的垃圾，里面包含着我们自身分泌的黏液，吸进肺里的灰尘、烟尘、细菌、病毒，以及呼吸道和肺里的脱落细胞、坏死组织、血球、脓性物等。好恶心哦！

☆ 细菌科学家研究证明：在一口痰中，可以存活几百种、上亿个细菌，其中还包括几十种容易让人生病的病菌。而且，这些病菌在痰里的存活时间都特别长，甚至可以存活好几个月。好可怕呀！

☆ 更可怕的是，吐在地上的痰一旦干燥后，里面的病菌就会沾到灰尘上，飘浮在空气中，或是被我们吸进体内，或是随着气流向四面传播！

☆ 为了自己和他人的健康，我们一定要做到：管住我的口，不随地吐痰！

☆愉快的生活是不能与各种美德分开的。——伊壁鸠鲁

痰应该怎么吐？

☆ 一般情况下，要把痰先吐在手纸（纸巾、废纸）上，然后投进垃圾箱。

☆ 如果身上刚好没带手纸，可以把痰先吐在手绢上，回家后立即清洗。清洗手绢要做到：先用开水烫泡 5 分钟，然后加入消毒液浸泡 2 小时以上，最后再用清水洗净，挂到阳光下消毒晾晒。

☆ 如果自己正在生病，痰很多，最好随身携带一个"小痰罐"，把痰吐在里面。"小痰罐"可以用小罐头瓶制成，事先应倒入少量的清水；痰液装满一半后，要及时倒进厕所马桶冲掉；"小痰罐"要经常清洗和消毒。

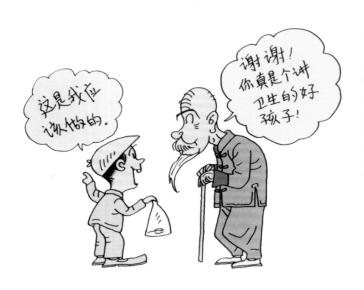

☆我们为子孙打算的时候，必须记住美德是不遗传的。——潘恩

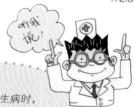

小医生告诉你：

我们身体不舒服或生病时，最好待在家中。必须外出的话，就一定要做到：

☆ 正确戴好口罩，对自己和他人负责。

☆ 带好手绢、纸巾和"小痰罐"。

☆ 不要对着他人咳嗽、打喷嚏，而应用手绢（纸巾）掩住口鼻。

☆ 擤鼻涕一定要用手绢或纸巾。正确的擤鼻涕方法是，用手绢（纸巾）盖住鼻子，按住一侧鼻孔轻轻擤，擤出另一侧通气鼻腔的鼻涕，然后用同样方法换一侧鼻孔操作。千万不要两侧鼻孔同时用力擤。

☆ 用过的纸巾一定要扔进垃圾箱。

☆ 回到家后必须马上洗手。

找一找

请你仔细观察这些画面，找出哪些做法是错误的。

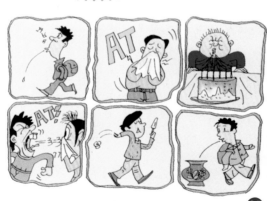

☆道德能帮助人类社会升到更高的水平。——列宁

从小讲卫生

"方便"不随便

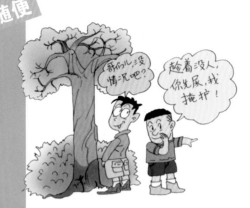

随地"方便"害处多！

☆ 随地"方便"的最大害处是：容易滋生细菌，为病毒的繁殖和传播提供了条件。

☆ 随地"方便"会污染土壤和空气，破坏清洁的市容环境。

☆ 随地"方便"会给环卫工作带来不方便。

☆ 随地"方便"是不讲公德的表现，更是对自己和他人的不尊重。

怎样"方便"才正确？

☆ "方便"必须进厕所，禁止随地"解决"。

☆ 大便后，一定要使用卫生纸擦拭，不要用废纸、脏纸代替。

☆ 擦拭时，一定要记住从前向后擦。这一点对女孩子尤其重要。

☆ "方便"后，一定要放水冲刷便坑、尿池，养成良好的卫生习惯。

☆ "方便"前后都要洗手！这一点必须牢牢记住。

☆凡事都有规矩。——德谟克里特

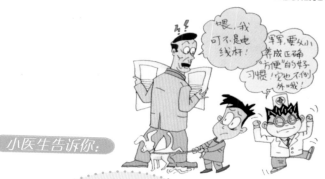

小医生告诉你：

☆ 要从小养成按时排便的好习惯。

☆ 大便时间不要过长，最好不要边大便边看书聊天。

☆ 平时要多吃一些粗粮、蔬菜和水果，还要多喝水，防止便秘。

☆ 多喝水才能多排尿，有助于清除体内垃圾。

☆ 千万不要憋尿，更不要憋尿时间过长。

☆ 外出前要少喝水，避免一时尿急却找不到厕所。

和院子里的小伙伴组成"红领巾讲卫生小队"，带上垃圾袋和小铲子，到社区的草坪、绿化区清除狗粪。同时还要当好小宣传员，向遛狗的叔叔阿姨、爷爷奶奶们宣传维护环境卫生的重要性。

☆德行的实现是由行为，不是由文字。——夸美纽斯

从小讲卫生

CONGXIA

给垃圾找个家

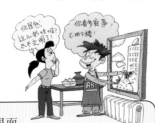

垃圾袋里的秘密：

别嫌垃圾脏糊糊、臭烘烘的，里面可大有文章呢！让我们一起翻一翻，看看垃圾袋里究竟有什么：

厨余垃圾：

☆ 主要是指厨房产生的有机易腐垃圾，像变质的剩饭剩菜、骨头鱼刺、菜梗菜叶、瓜皮果核等。

☆ 大多携带细菌，或是非常容易导致细菌的滋生和繁衍。

☆ 如果存放时间过长，就会产生各种各样的有害物质，危害我们的健康。

可回收物：

☆ 主要是指适宜回收和资源再利用的垃圾，包括废纸（像旧书报）、金属（像易拉罐）、塑料（像饮料瓶）和玻璃（像酒瓶）四大类。

☆ 这些东西放在家里，并没有多大的用处。

☆ 应当科学地分类回收，实现再生利用，使废物不废，再立新功！

有害垃圾：

☆ 主要是指对人体健康有害的重金属、有毒物质，或者对环境造成现实危害和潜在危害的废弃物，像电池、过期药品、废灯管等。

☆ 这些东西含有毒物质，非常容易污染我们的生存环境。

☆ 应当投入指定的回收桶，由国家统一回收处理。

其他垃圾：

☆ 主要是指可回收物、厨余垃圾和有害垃圾以外的其他生活垃圾，像废弃的卫生纸、面巾纸、餐巾纸、烟蒂、陶瓷制品、球类等。

☆美德的小径是狭窄的，恶德的大道是宽阔的。——塞万提斯

怎样正确地处理垃圾?

认真做好分类工作，四类垃圾最好装入不同的垃圾袋。

☆ 对厨余垃圾和其他垃圾必须做到：坚持每天清除一次；扔之前必须系紧袋口；必须扔进指定的回收箱，严禁乱丢乱扔。

☆ 对可回收物必须做到：最好分类放置，定期进行处理，卖给由国家经营的废品回收站。

☆ 废电池等有害垃圾，一定要投到学校、商场特设的回收桶里。

☆ 在公共场所，食品垃圾（像瓜子皮、果核、香蕉皮、冰棍纸、喝空的饮料瓶等）严禁随手乱扔，必须投进垃圾箱。

☆ 口香糖好吃却不好清除，所以绝对禁止乱吐乱扔，必须用糖纸或废纸包好后，再投进垃圾箱。

☆ 从楼上向下投掷垃圾的做法万万要不得！

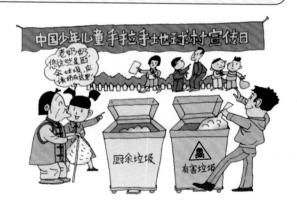

下面这些垃圾，玲玲不知该怎样分类才好。请你帮她分一分，然后装进不同的垃圾袋。

易拉罐、梨核、鸡骨头、啤酒瓶、沾有酱油污渍的废报纸、用过的卫生棉签、脏塑料袋、西瓜皮、用完的作业本、漏底的开水壶。

☆国家是大家的，爱国是每个人的本分。——陶行知

开窗通风好处多

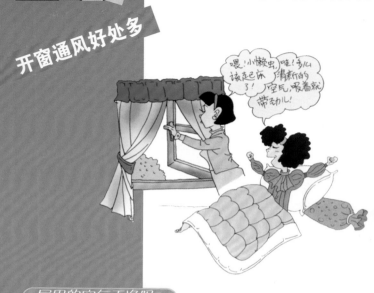

喂! 小懒虫, 该起床了!

哇! 多儿清新的空气, 吸着就带劲儿!

屋里的空气干净吗?

把门窗紧紧关闭, 看看空气里到底有些什么:

☆ 有大量的二氧化碳。睡眠状态下, 一个人一晚上会呼出200升二氧化碳。门窗紧闭, 房间里的氧气浓度会逐渐降低。最终容易造成大脑缺氧, 严重影响我们的身体发育! 经常开窗保持空气流通, 有利于排出室内的脏空气, 保证足够的氧气供应。

☆有很多的病菌。房间里本来就存活着很多的细菌。由于门窗紧闭, 空气无法流通, 就为一些病菌提供了大量繁殖的良好条件, 严重地威胁着我们的身体健康! 经常开窗通风换气, 可以有效地利用阳光中的紫外线杀死病菌。

由于我们起床后的活动, 灰尘就会携带着可怕的病菌, 在封闭的房间里四处飘荡……为了你的健康, 赶快开窗通风吧!

☆运动是一切生命的源泉。——达·芬奇

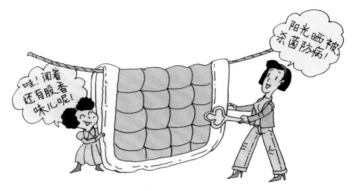

怎样保持家庭的卫生环境?

☆ 要经常开窗通风换气，保持室内空气流通：每天早、中、晚坚持定时通风换气，做到每次开窗10分钟～30分钟。

☆ 要经常打扫家庭的环境卫生，扫地、擦灰、拖地，及时清除生活垃圾。

☆ 要经常晾晒自己的被褥，利用阳光杀菌消毒。

☆ 要注意宠物的卫生，为它们勤扫窝、勤洗澡、勤换水，及时注射防疫针；不要和它们太亲昵。

小医生告诉你:

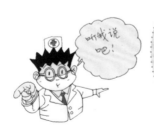

宠物虽然惹人喜爱，但也会给我们带来某些疾病：

☆ 狗是人类的第一宠物。但是，它有可能通过抓、咬或舔，把狂犬病传染给我们。而且，这种病的死亡率极高，十分危险！

31

☆心情愉快是肉体和精神的最佳卫生法。——塞万提斯

☆ 猫也是人类宠爱的一种动物。可它会把弓浆虫病和猫抓病传染给我们，严重危害我们(尤其是胎儿)的身体健康。

☆ 鹦鹉会传播"鹦鹉热"。这是一种可怕的发热性疾病，病情严重时，就会危害我们的生命安全。

☆ 鸽子会传播肺部曲菌症，使我们患上慢性气喘病。

☆ 绿毛龟大多携带着沙门菌。这种病菌一旦污染了我们的食物，就有发生食物中毒的危险！

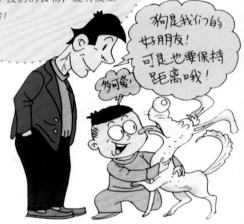

数一数

好了，我要说的话都讲完了。现在请你细心地数一数：这本书里都讲了哪些讲卫生的小常识？你都清楚了吗？更重要的是，你都掌握了吗？

☆健康胜于富贵。——司各特